Полная противовоспалительная диета для начинающих

Противовоспалительные рецепты на каждый день

Оглавление

Введение

Противовоспалительная диета - это стратегия питания, которая уменьшает воспаление во всем организме. Она разработана таким образом, чтобы избегать продуктов, вызывающих воспалительную реакцию, таких как рафинированное зерно и переработанный сахар. Список продуктов, включенных в противовоспалительную диету, а также их порции разделены на четыре категории: не более одного раза в день (красный), не более двух раз в неделю (желтый), по желанию (серый) и каждый день или каждый прием пищи (зеленый). Эта диета может быть полезна для людей, страдающих такими заболеваниями, как артрит, болезни сердца, гипертония или диабет.

Он может помочь тем, кто страдает воспалительными заболеваниями кишечника, язвенным колитом, болезнью Крона или дивертикулитом. Однако важно сначала проконсультироваться с врачом, чтобы понять, безопасно ли это для вас.

Противовоспалительная диета также рекомендует регулярно заниматься спортом как частью здорового образа жизни. Это также поможет вам поддерживать идеальный вес и уменьшить воспаление.

В зависимости от потребностей и переносимости человека следует допускать безопасное количество углеводов в пределах 60-130 г в день (диета для диабетиков: 5-10% калорий). Если вам нужно похудеть, исключите обработанные углеводы.

Максимальное потребление холестерина должно быть ниже 300 мг/день, а потребление насыщенных жиров должно составлять менее 10% от общего количества калорий (1 г/кг массы тела насыщенных жиров в день). Допускается не более 2% от общего количества калорий, содержащихся в трансжирах.

Содержание фруктозы во фруктах не должно превышать 15 г. А потребление крахмалистых углеводов не должно превышать 50 г за один прием пищи для людей с диабетом (вместо стандартного размера порции).

Когда вы едите продукты, содержащие провоспалительные вещества, ваш организм вырабатывает больше воспаления. Например, если вы съедаете всего один гамбургер из фаст-фуда в день, этого достаточно, чтобы воспаление и вызванная им боль продолжались несколько недель! Но есть продукты, которые содержат противовоспалительные химические вещества, называемые антиоксидантами. Когда вы едите их, ваш организм вырабатывает меньше воспаления?

Цель противовоспалительной диеты заключается в том, чтобы в рационе было мало провоспалительных продуктов и много противовоспалительных. Существует огромное количество противовоспалительных продуктов, обладающих удивительной целебной силой. Вы будете удивлены, узнав, что продукты, которые вы едите сейчас, могут вызывать у вас хронические заболевания, и что их лучше исключить из своего рациона, если вы хотите оставаться здоровым и без боли.

Важно, чтобы вы поняли, что противовоспалительная диета создана для того, чтобы дать вам возможность исцелиться изнутри. Речь идет не о сумасшедшей диете, а о питании продуктами, которые помогут вашему организму исцелить себя.

То, что вы едите, нарушает работу каждой клетки вашего тела. Продукты, которые вы выбираете, либо способствуют, либо предотвращают воспаление в вашем организме, и очень важно различать, что можно есть, а что нельзя, если вы хотите здоровья без боли.

Наиболее распространенным симптомом воспаления в организме является боль. Воспаление также может сопровождаться покраснением, отеком и повышением температуры. Воспаление в легких может вызвать одышку. Воспаление пищеварительной системы или кишечника может привести к диарее, запорам, несварению желудка или желудочным спазмам. Воспаление мочевыводящих путей может повлиять на мочевой пузырь и вызвать частое мочеиспускание, повышенную потребность в мочеиспускании и ощущение, что мочевой пузырь опорожнен не полностью.

Причины воспаления

Существует два типа воспалительных процессов: острое и хроническое воспаление. При остром воспалении организм реагирует на внезапное событие. Это может быть что угодно - травма или инфекция. Процесс воспаления начинается, когда белые кровяные клетки, называемые "лейкоцитами", перемещаются из костного мозга к месту травмы или инфекции. Когда они прибывают туда, они выделяют химические и другие вещества, которые дают сигнал другим типам белых кровяных клеток начать работу. Как только этот процесс начинается, иммунную систему можно считать "в боевой готовности". Химические вещества, неограниченно выделяемые белыми кровяными клетками, могут быть обнаружены на поверхности близлежащих тканей. Это известно как "первое предупреждение". Затем иммунная система может идентифицировать и атаковать специфические "чужеродные" клетки, которые связаны с травмой или инфекцией. Когда эти клетки уничтожены, организму остается только исцелить себя. Если этот процесс не удается, возникает хроническое воспаление.

Глава 1. Что такое воспаление?

Воспаление - это процесс, который происходит, как только иммунная система, кровеносные сосуды и клетки вашего организма реагируют на инфекцию или травму. Воспаление можно назвать защитной реакцией - первой защитой от чужеродных захватчиков, включая бактерии. Процесс воспаления характеризуется отеком близлежащих тканей, покраснением, жаром и болью. Воспаление возникает, когда в кровь попадают химические вещества, которые вызывают противоречивые сообщения в мозг о том, какие процессы будут происходить в каждой системе органов вашего тела.

Повреждение тканей и отек вызваны иммунной реакцией кровеносных сосудов, посылающих химические вещества, белые кровяные тельца и жидкость к пораженному участку. Это приводит к увеличению кровотока. Воспаление также способствует заживлению ран, вызывая повышенную выработку фибробластов (клеточных компонентов, вырабатывающих коллаген), что приводит к росту новых тканей. Покраснение, тепло, отек или нежность, которые можно почувствовать во время воспаления, вызваны увеличением диаметра кровеносного русла.

Важно помнить, что воспаление может быть как полезным, так и вредным для вашего организма в зависимости от того, где оно возникает и что к нему приводит.

Воспаление может быть полезным, поскольку оно помогает удалить из организма поврежденную ткань или источник инфекции. С другой стороны, воспаление может быть вредным, если оно возникает в поврежденной сердечной мышце или в области, где нет инфекции. Существует множество различных типов воспаления, которые возникают в нашем организме.

Покраснение различных частей тела, таких как лицо, шея и руки, может указывать на то, что вы перегрелись и вам необходимо снизить уровень активности (хотя часто одного этого бывает недостаточно). Место воспаления меняется со временем, поэтому у вас может быть первоначальное покраснение в какой-то момент, но затем вы заметите некоторое облегчение, если продолжите заниматься спортом.

Аналогичным образом, воспаление может быть полезным в одной области ткани (например, в мышцах), но вредным в другой (в мозге или сердце).

Например, воспаление позволяет организму начать процесс заживления и удаления поврежденных тканей. Однако если этот процесс продолжается без конца, то он может привести к локальному повреждению участка. Воспаление также несет прямую ответственность за возникновение мышечной усталости и боли в суставах. Это также усиливает болезненность после тренировки или спортивной травмы. Болезненность вызывается увеличением жесткости мышц из-за изменений в структуре мышечных клеток, что приводит к снижению гибкости и/или диапазона движения.

Воспаление в той области тела, где нет инфекции, связано с повышенным риском развития ишемической болезни сердца.

Хроническое воспаление, или длительное воспаление, приводит к более серьезным заболеваниям, таким как рак, и даже к смерти. Каждая клетка вашего организма имеет на своей поверхности молекулы, называемые рецепторами, которые позволяют им принимать и отправлять сообщения от других клеток.

В активации воспаления участвует особый тип белка, называемый цитокинами. Цитокины связываются с рецепторами на различных типах клеток, включая иммунные клетки и эндотелиальные клетки (клетки, выстилающие внутреннюю поверхность кровеносных сосудов). В результате связывания эндотелиальные клетки выделяют различные медиаторы воспаления. Некоторые из этих медиаторов, такие как интерлейкин-1 и интерлейкин-6, посылают сигнал кровеносным сосудам стать более проницаемыми (т.е. негерметичными). Другие цитокины заставляют белые кровяные тельца покидать кровеносную систему и проникать в ткани, чтобы они могли бороться с предполагаемой угрозой.

Причина воспаления часто не известна, но существует несколько экологических и генетических факторов, которые предрасполагают человека к хроническому воспалению. К таким факторам относятся инфекции (например, вирусные, бактериальные, грибковые, паразитарные), травмы (например, ожоги, операции), воздействие некоторых химических веществ (например, пестицидов), аллергия или чувствительность к таким продуктам, как глютен или молочные продукты, эмоциональный стресс и даже некоторые лекарства, такие как стероидные противовоспалительные препараты, используемые при лечении артрита и астмы. В нормальных условиях эти факторы приводят к высвобождению цитокинов, которые вызывают очаги воспаления в месте проникновения.

Глава 2. Когда воспаление становится проблемой?

Воспаление не всегда свидетельствует о заболевании, во многих случаях это положительный признак того, что организм борется с вредными веществами или инфекционными агентами. Однако иногда воспаление может быть проблематичным. Если вы испытываете тяжелые симптомы, которые не проходят при использовании обычных средств или ограничении в питании, вы не можете избавиться от своего состояния, проконсультируйтесь с врачом.

Воспаление возникает, когда организм посылает свои белые кровяные тельца для борьбы с инфекцией и восстановления поврежденных тканей. Это вызывает боль, отек и покраснение.

Воспаление может указывать на аутоиммунное заболевание, такое как ревматоидный артрит, волчанка и болезнь Крона. Оно также может сигнализировать о серьезных заболеваниях, таких как сепсис или рак.

Когда возникает воспаление?

Воспаление происходит на протяжении всей жизни, но с возрастом его частота и тяжесть увеличиваются. Воспаление усиливается при старении, стрессе, инфекциях, неправильном питании (употреблении обработанных продуктов), гормональных изменениях у женщин в период менопаузы или после родов, хронических заболеваниях (например, раке или гепатите С), а также при чрезмерном употреблении алкоголя или наркотиков. Если артрит не сопровождается другими симптомами воспаления, возможно, у вас воспаление низкой степени, которое не является серьезной проблемой.

Когда это происходит?

Воспаление может возникнуть уже через три дня после операции или травмы. Оно может начаться в результате инфекции, аллергии, употребления определенных продуктов или аутоиммунного заболевания. Воспаление может быть признаком любого из следующих заболеваний: красная волчанка, розацеа, экзема, псориаз, болезнь Крона и язвенный колит.

Каким должно быть соответствующее лечение?

Для диагностики воспаления и разработки плана лечения для каждого человека существует обширная анкета, которую необходимо заполнить вместе с врачом. В анкете, помимо личной истории болезни, указывается ваше самочувствие и история болезни вашей семьи.

Каковы симптомы воспаления?

Симптомы могут быть следующими или всеми: лихорадка, ухудшение состояния при инфекции, боль и отек суставов, астма или бронхит, кашель, одышка, боль в груди или давление, тошнота и рвота. Симптомы могут проявляться в различных частях тела - от ладоней и подошв до головы и горла. Вы можете заметить его в таких областях, как пальцы рук и ног, запястья или лодыжки.

Что вызывает воспаление?

Многие вещи могут вызвать воспалительную реакцию. То, что вы едите, может вызвать воспаление. Молочные продукты могут вызвать воспаление. Некоторые овощи и фрукты могут вызвать воспаление. Употребление продуктов с высоким содержанием насыщенных жиров (например, красного мяса или нежирных молочных продуктов) и сахара повышает уровень кортизола и вызывает воспаление.

Какие продукты вызывают воспаление?

Красное мясо: Известное как Святой Грааль воспаления, красное мясо является основным фактором, способствующим развитию хронических заболеваний, поскольку содержит большое количество насыщенных жиров, которые повышают уровень холестерина. Насыщенные жиры увеличивают нагрузку на печень, чтобы отфильтровать эти жиры, которые могут закупорить артерии и вызвать сердечные заболевания, ожирение, диабет, рак или преждевременную смерть.

Воспаление не обязательно сопровождается симптомами, но потенциально оно может вызывать огромное количество симптомов. Легкое воспаление может вызывать боль в суставах или покраснение кожи в таких областях, как руки или ноги. Более серьезное воспаление может вызвать боль, отек, лихорадку или покраснение кожи, которое распространяется на суставы и кровеносные сосуды. В тяжелых случаях вы можете испытывать боль в груди и одышку, как при сердечном приступе. Реже может появиться сильный отек вокруг глаз или внезапный приступ кашля.

К числу распространенных симптомов относятся:
Боль в суставах, скованность или отечность

Внезапная боль в суставах - верный признак воспаления. Вы можете испытывать боль в коленях, запястьях, кистях, пальцах и стопах. Однако нередко воспаление бывает в лодыжках или локтях. Хороший сон улучшает симптомы заболевания суставов, поэтому если боль сильнее днем, чем ночью, то это явный признак того, что вы страдаете от воспаления легкой или средней степени. Другие признаки воспаления включают покраснение вокруг суставов и кожу, которая на ощупь горячая и плотная. Сустав также может быть опухшим и нежным на ощупь.

Глава 3. Почему хроническое воспаление - это плохо?

Хроническое воспаление вредно для здоровья по нескольким причинам. Оно может привести к сердечным заболеваниям, артриту, инсультам, раку и другим хроническим заболеваниям, таким как болезнь Крона и болезнь Альцгеймера. Конечным результатом воспаления в организме является реакция, которая вызывает покраснение и отек при контакте с вторгшимся микроорганизмом или раздражающим веществом (например, аллергеном), что помогает ограничить ущерб от инсульта и защитить хозяина. Однако хроническое воспаление обычно возникает по ошибке; оно развивается, когда ваша иммунная система не может справиться со своими собственными целями из-за токсинов окружающей среды или других причин (например, химических веществ). В результате возникает длительная реакция, вызывающая хроническое (длительное) воспаление, которое, в свою очередь, может привести к вышеупомянутым заболеваниям наряду со многими другими болезнями.

Как видите, хроническое воспаление способно вызвать серьезные проблемы со здоровьем всего организма. Здесь вы узнаете, почему это происходит и как этого избежать. Вы также узнаете, как бодибилдеры и профессиональные тяжелоатлеты используют финастерид - препарат, одобренный Управлением по контролю за продуктами и лекарствами США (продается под торговым названием Propecia), который помогает предотвратить облысение у мужчин, но также помогает предотвратить хроническую воспалительную реакцию в организме.

Почему хроническое воспаление вредно для здоровья?

Хроническое воспаление - это реакция, которая возникает в каждом типе тканей во всем организме. Организм запрограммирован на выработку многих химических веществ для уничтожения вторгающихся организмов, но ему также необходимо защищать себя от собственных атак. Вырабатывая чрезмерное количество определенных химических веществ, организм может достичь этой цели. Они называются медиаторами воспаления и включают гистамин - соединение, которое вызывает покраснение и отек при контакте с вторгшимся организмом или раздражающим веществом (аллергеном). Вызывать воспаление жизненно важно в ситуации борьбы или бегства, а также может помочь предотвратить травмы от физических нагрузок, которые в противном случае нанесли бы огромный ущерб. Однако, когда организм не может достичь гомеостаза другими способами (например, регулируя уровень гормонов или активируя восстановительные ферменты), он прибегает к воспалению для достижения контроля над ситуацией, что включает в себя отправку белых кровяных телец к пораженному участку и усиление кровотока в нем. Это увеличение кровотока питает ткани, принося кислород и питательные вещества из кровеносной системы.

Учитывая эту функцию, легко понять, как хроническое воспаление может вызывать различные состояния здоровья во всем организме. При длительном воспалении, которое приводит к хроническим заболеваниям, таким как артрит или болезни сердца. Кроме того, известно, что воспаление может вызывать рак и инсульты. Воспаление может возникнуть в вашей сосудистой системе, суставах или других тканях. Хотя это естественная реакция организма на болезнь или физический стресс (включая физическую травму при физической нагрузке), легко понять, как чрезмерно активная иммунная система может привести к хроническому воспалению. Ваша иммунная система состоит из белых кровяных клеток, которые производятся клетками костного мозга, называемыми моноцитами. Эти клетки перемещаются по кровотоку, пока не достигнут поврежденного участка, где они превращаются в макрофаги, которые удаляют мертвые клетки крови и зараженные бактериями клетки, а также выделяют вещества, привлекающие другие типы белых кровяных клеток и увеличивающие приток крови к этому участку.

Однако это не означает, что все воспаления вредны для вас. Воспалительные маркеры действительно указывают на необходимость ухода за собой, но обычно не тогда, когда вы страдаете хроническим заболеванием или занимаетесь спортом. Если у вас острая травма или заболевание, то воспаление и усиление притока крови к этому месту оправданы. Когда ваш организм атакует вирус или бактерия, он атакует, чтобы либо уничтожить патоген, либо защититься от любых будущих угроз. Эта воспалительная реакция необходима для того, чтобы предотвратить повреждения от инфекции и сохранить ваше здоровье.

Глава 4. Преимущества противовоспалительной диеты

Выбор противовоспалительной диеты - хорошая идея для нашего здоровья. Противовоспалительная пища богата антиоксидантами и витаминами, которые сдерживают воспалительную реакцию.

Противовоспалительная диета - это не совсем новая концепция, она существует уже много лет. Многие люди пробовали ее с большим успехом. Вы можете быть удивлены, узнав, что ваша любимая еда на самом деле может вызывать воспаление в организме.

Преимущества противовоспалительной диеты

Противовоспалительная диета полезна для здоровья сердца: Согласно исследованию, проведенному Северо-Западным университетом, некоторые виды продуктов с высоким содержанием омега-3 жирных кислот, такие как рыба, орехи и растения, могут защитить от воспаления сердечно-сосудистую систему. Поэтому употребление рыбы два раза в неделю может снизить риск сердечных заболеваний на одну пятую.

Противовоспалительная диета полезна для ваших суставов: Защищая ваши суставы, противовоспалительная диета может снизить риск развития остеопороза. Причина в том, что жирные кислоты омега-3 помогают вашим костям оставаться сильными и здоровыми. Кроме того, Национальный фонд остеопороза сообщил, что в противовоспалительной диете есть антиоксиданты, которые могут помочь в борьбе с этим заболеванием.

Противовоспалительная диета полезна для вашего кишечника: Многие люди спрашивают: "Почему у меня болит живот?". Если вы страдаете от проблем с кишечником, таких как синдром раздраженного кишечника (СРК) или пахит, то некоторые продукты с высоким содержанием клетчатки и противовоспалительных соединений, такие как фрукты, овощи и цельное зерно, могут облегчить ваши страдания. Противовоспалительная диета полезна для вашей кожи: Некоторые люди с акне используют противовоспалительные продукты, такие как яблоки и зеленый чай, для лечения проблем с кожей. Согласно исследованию, опубликованному в Journal of Applied Nutrition, антиоксиданты, такие как витамин C и бета-каротин, содержащиеся во фруктах и овощах, могут помочь в борьбе с акне.

Как определить, употребляете ли вы противовоспалительную пищу?

Для соблюдения противовоспалительной диеты необходимо употреблять большое количество различных продуктов, таких как фрукты, овощи, орехи и семечки. Вы также должны пить зеленый чай или специальный чай, содержащий противовоспалительные соединения. Вы можете есть сырые фрукты и овощи с высоким содержанием биофлавоноидов. Вы также можете употреблять продукты с высоким содержанием омега-3, которые содержатся в рыбе и орехах. Но не все виды продуктов являются противовоспалительными. Поэтому важно знать продукты, которые действительно могут уменьшить ваше воспаление, а не только диету в целом. Противовоспалительная диета может снизить риск заболевания:

Сердечно-сосудистые заболевания - уменьшение образования бляшек в артериях и снижение артериального давления

- Снижение образования бляшек в артериях и артериального давления Высокое артериальное давление - снижение уровня систолического и диастолического артериального давления - важно для снижения риска инсульта

- Снижение уровня систолического и диастолического артериального давления - важно для снижения риска инсульта Диабет - Снижение резистентности к инсулину - важно для снижения уровня триглицеридов и улучшения контроля сахара в крови у людей, склонных к диабету. Также снижается уровень холестерина липопротеинов низкой плотности (LDL), который связан с атеросклерозом и сердечными заболеваниями.

- Снижение резистентности к инсулину - важно для снижения уровня триглицеридов и улучшения контроля сахара в крови у людей, склонных к диабету. Также снижается уровень холестерина липопротеинов низкой плотности (LDL), который связан с атеросклерозом и сердечными заболеваниями. Воспаление - Улучшение работы печени, снижение концентрации холестерина, улучшение иммунной функции.

- Улучшение функции печени, снижение концентрации холестерина, улучшение иммунной функции Депрессия - Меньше симптомов депрессии и тревоги, уменьшение воспаления в областях мозга, связанных с депрессией (орбитофронтальная кора)
- Снижение симптомов депрессии и тревоги, уменьшение воспаления в областях мозга, связанных с депрессией (орбитофронтальная кора) Снижение веса - Повышение энергии и снижение аппетита благодаря оптимальному метаболизму глюкозы.

Глава 5. Противовоспалительные продукты: "Короткий список"

Активация белых кровяных клеток в ответ на появление в организме чужеродных образований вызывает воспалительную реакцию.

Когда химическое вещество попадает в кровь, наши белые кровяные тельца быстро начинают распознавать его как часть тела или чужеродное вещество. Если молекула является чужеродной, она идентифицируется и уничтожается, чтобы не причинить вреда. Белые кровяные тельца также начинают ряд действий, направленных на ограничение вреда и сдерживание микробов.

Например, химические вещества, выделяемые белыми кровяными клетками, часто вызывают приток жидкости в пораженные участки, создавая отек. Увеличение кровотока также является распространенной причиной покраснения (это помогает белым кровяным тельцам перемещаться в нужное место).

Очень важно помнить, что воспаление может поражать не только кожу и суставы, но и внутренние органы. Воспаление внутренних органов, как вы уже догадались, может привести к серьезным осложнениям. Например, миокардит - это вид воспаления сердца, который вызывает одышку. Воспаление почек, с другой стороны, связано с высоким кровяным давлением и даже почечной недостаточностью.

В некоторых случаях воспалительная реакция провоцируется ложным срабатыванием, например, специфической аллергией, артритом или высоким потреблением определенных продуктов питания. Покраснение, опухшие, теплые суставы, боль или скованность в суставах, а также общая неподатливость суставов - все это признаки воспаления.

Боль, усталость, головные боли, лихорадка и потеря аппетита были связаны с воспалением, как и различные гриппоподобные симптомы, такие как боль, усталость, головные боли, лихорадка и потеря аппетита.

Если у вас есть какие-либо из этих симптомов воспаления, возможно, будет полезно включить в свой рацион противовоспалительные продукты.

Согласно современным знаниям, существуют сотни потенциальных причин возникновения воспаления и столько же молекул, которые могут опосредовать как причины, так и симптомы.

Ученые-пищевики часто отслеживают наличие двух белков в крови (С-реактивного белка и интерлейкина-6) как точных индикаторов уровня воспаления у людей.

Омега-3 жирные кислоты, которые также обладают рядом других преимуществ, известны тем, что регулируют эти два белка (например, улучшают познание).

Омега-3 жирные кислоты можно найти в разнообразной рыбе, включая, в частности, лосось, тунец и сардины.

Лосось

Сардины

Тунец

Анчоусы

Омега-3 также содержится в различных орехах, особенно в грецких и миндале.

Предполагается, что более сильная и эффективная иммунная система также минимизирует воспаление. Хотя существует несколько возможностей, конкретный механизм, с помощью которого более сильная иммунная система уменьшает воспалительные реакции, неизвестен. Предполагается, что более эффективная иммунная система сможет быстрее справляться с проблемами, в результате чего меньше времени будет уходить на воспалительную реакцию. С другой стороны, более продуктивная иммунная система может создавать меньше "ложных срабатываний" и менее жестко реагировать на молекулы, которые на самом деле не представляют опасности.

Независимо от подхода, есть основания подозревать, что химические вещества, поддерживающие иммунитет (например, антиоксиданты), связаны со снижением уровня воспаления. Травы и специи, за редким исключением, являются продуктами, наиболее богатыми антиоксидантами.

Следующие продукты питания известны как очень мощные:

Гвоздика

Имбирь

Розмари

Турмерик

Корица

Allspice

Майоран

Шалфей

Тимьян

Специи из Италии

Хотя вы можете добавлять в блюда травы и специи, их воздействие будет ограничено из-за минимального количества. Поэтому очень важно включать в рацион продукты, которые обладают меньшей силой воздействия, но могут употребляться в больших количествах.

Многие фрукты и овощи содержат большое количество антиоксидантов и могут употребляться в больших количествах. Черника, ежевика, вишня, клубника, шпинат, капуста и брокколи содержат большое количество антиоксидантов.

Кроме того, противовоспалительная диета должна включать продукты с высоким содержанием мононенасыщенных жиров. Конкретная причина, по которой мононенасыщенные жиры оказывают противовоспалительное действие, неизвестна, но есть предположение, что частично это связано с наличием антиоксидантов, а частично с тем, что мононенасыщенные жиры повышают усвоение витаминов и минералов (способствуя общему здоровью организма).

Орехи, семечки, оливки, авокадо и некоторые виды растительных масел содержат большое количество мононасыщенных жиров. Грецкие орехи и миндаль, в частности, должны быть приоритетными, поскольку они также содержат жирные кислоты омега-3 и омега-6, которые обладают противовоспалительными свойствами, как указывалось ранее.

Бобы всех видов - еще один противовоспалительный продукт (например, почечные или масляные бобы). Фасоль имеет низкий гликемический индекс, который классифицирует продукты в зависимости от того, насколько быстро усваиваются углеводы.

Хотя часто считается, что чрезмерное потребление сахара и углеводов способствует развитию воспаления, продукты с низким значением гликемического индекса также могут обладать противовоспалительными свойствами.

Фасоль также богата клетчаткой, которая может помочь улучшить общее состояние желудочно-кишечного тракта и уменьшить воспаление в кишечнике. Как указывалось ранее, клетчатка также снижает уровень С-реактивного белка (или сокращенно CRP).

Красочные фрукты и овощи часто содержат большое количество антиоксидантов, а также клетчатки, что делает их отличным средством для уменьшения воспаления.

Кроме того, красное вино бывает разных противовоспалительных сортов. Красное вино, особенно красное вино из Средиземноморья и Франции, известно своим высоким содержанием антиоксидантов.

С другой стороны, красное вино содержит химическое вещество, известное как ресвератрол, которое изучается на предмет его противовоспалительных свойств. Тем не менее, поддержание здорового потребления алкоголя, безусловно, жизненно важно для общего здоровья.

Кроме того, листовая зелень (такая как шпинат, капуста, салат и мангольд) содержит большое количество противовоспалительных химических веществ.

Наконец, чай (например, чай матча и чай тулси), черника, ферментированные продукты, грибы шиитаке и чеснок также являются хорошими дополнениями.

В довершение всего, возможно, вам стоит подумать об исключении некоторых продуктов из своего рациона.

Считается, что многие распространенные вредные продукты, такие как обработанные продукты, продукты с высоким содержанием вредных жиров и натрия, усиливают симптомы воспаления.

Однако есть и такие нарушители, которых вы, возможно, не ожидаете. Продукты семейства пасленовых (к которым относятся баклажаны, помидоры и перец) связывают с повышенным воспалением и артритом. Однако научных данных, подтверждающих это утверждение, мало.

Наконец, противовоспалительная диета должна состоять из следующих продуктов:

Специи и травы

Рыба

Орехи, семечки, авокадо и растительное масло - все это хорошие источники омега-3 жирных кислот.

Фрукты и овощи

Фасоль

Вино красного цвета.

Зеленые листовые овощи

В остальной части этой электронной книги вы найдете множество рецептов с высоким содержанием этих противовоспалительных продуктов.

Глава 6. Рецепты завтрака

1. Батончики для завтрака из сладкого картофеля с клюквой

Время приготовления: 10 минут
Время приготовления: 40 минут
Порции: 8
Ингредиенты:

- 1 ½ чашки пюре из сладкого картофеля
- 2 столовые ложки кокосового масла, растопленного
- 2 столовые ложки кленового сиропа
- 2 яйца, выращенные на пастбище
- 1 чашка миндальной муки
- 1/3 чашки кокосовой муки
- 1 ½ чайной ложки пищевой соды
- 1 чашка свежей клюквы, без косточек и измельченной
- ¼ чашки воды

Направления:

1. Разогрейте духовку до 3500F.
2. Смажьте 9-дюймовую форму для выпечки кокосовым маслом. Отложите в сторону.
3. В миске для смешивания. Соедините пюре из сладкого картофеля, воду, кокосовое масло, кленовый сироп и яйца.
4. В другую миску просейте миндальную муку, кокосовую муку и пищевую соду.

5. Постепенно добавьте сухие ингредиенты к влажным. С помощью лопатки сложите и перемешайте все ингредиенты.

6. Вылейте в подготовленную форму для выпечки и прижмите сверху клюкву.

7. Поставить в духовку и выпекать в течение 40 минут или пока зубочистка, вставленная в середину, не выйдет чистой.

8. Дайте отдохнуть или остыть, прежде чем снимать со сковороды.

Питание:

Калории 98

общий жир 6 г

насыщенный жир 1 г

общие углеводы 9 г

чистые углеводы 8,5 г

белок 3 г, сахар: 7 г

клетчатка: 0,5 г

натрий: 113 мг

калий 274 мг

2. Овес с ягодами

Время приготовления: 10 минут

Время приготовления: 30 минут

Порции: 4

Ингредиенты:

- 1 чашка овсяных хлопьев
- Щепотка соли
- 3 чашки Вода
- Для начинки:
- ½ чашки Ягоды на ваш выбор
- ¼ чашки орехов или семян по вашему выбору, например, миндаля или конопляных семян

Направления:

1. Для начала поместите овсяные хлопья в небольшую кастрюлю и нагрейте их на средне-высоком огне.
2. Теперь обжаривайте его в течение 3 минут, часто помешивая сковороду.
3. Затем влейте в кастрюлю воду и хорошо перемешайте.
4. Доведите смесь до кипения. Уменьшите нагрев.
5. Готовьте в течение 23-25 минут или до тех пор, пока овсяные хлопья не станут мягкими и нежными.
6. По окончании приготовления переложите смесь в сервировочную миску и сверху посыпьте ягодами и семенами.
7. Подавайте его теплым или холодным.

Совет: При желании в него можно добавить подсластители, например, кленовый сироп, кокосовый сахар или стевию.

Питание:
Калории: 118 Ккал
Протеины: 4,1 г
Углеводы: 16.5g
Жир: 4,4 г

3. Смузи со шпинатом и авокадо

Время приготовления: 5 минут
Время приготовления: 5 минут
Порции: 1
Ингредиенты:

- ¼ часть 1 авокадо
- 1 чашка простого йогурта, обезжиренного
- 2 ст. л. воды
- 1 чашка шпината, свежий
- 1 ч. л. меда
- 1 банан, замороженный

Направления:

1. Для начала смешайте все ингредиенты, необходимые для приготовления смузи, в высокоскоростном блендере в течение 2-3 минут или до получения гладкой и кремообразной смеси.

2. Затем перелейте смесь в стакан для подачи.

3. Подавайте и наслаждайтесь.

Совет: Если вы не предпочитаете использовать йогурт, вы можете использовать несладкое миндальное молоко.

Питание:

Калории: 357 Ккал

Белки: 17,7 г

Углеводы: 57.8g

Жир: 8,2 г

4. Вафли

Время приготовления: 20 минут

Время приготовления: 10 минут

Порции: 5

Ингредиенты:

- 5 яиц; разделить
- 120 грамм топленого масла
- 3 столовые ложки миндального молока
- 1 чайная ложка пекарского порошка
- 4 столовые ложки кокосовой муки
- 2 чайная ложка ванили
- 3 столовые ложки стевии

Направления:

1. В миске взбейте яичные белки с помощью миксера.

2. В другой миске смешайте муку со стевией, пекарским порошком и яичными желтками и хорошо взбейте.

3. Добавьте ваниль, топленое масло и молоко и снова хорошо перемешайте.

4. Добавьте яичный белок и аккуратно все перемешайте.

5. Вылейте часть смеси в вафельницу и готовьте до золотистого цвета.

6. Повторите с остальным тестом и сразу же подавайте вафли.

Питание:

Калории: 240 кал

Жир: 23 г

клетчатка: 2 г

Углеводы: 4 г

Белок: 7 г

5. Быстрый буррито

Время приготовления: 10 минут

Время приготовления: 11 минут

Порции: 1

Ингредиенты:

- 1/4 фунта говяжьего мяса; молотый
- 1 чайная ложка сладкой паприки
- 1 чайная ложка кумина; молотый
- 1 чайная ложка лукового порошка
- 1 маленький красный лук; нарезать соломкой 3 яйца
- 1 чайная ложка кокосового масла

- 1 чайная ложка чесночного порошка
- 1 чайная ложка кинзы; измельчить.
- Соль и черный перец по вкусу.

Направления:

1. Разогрейте сковороду на среднем огне; добавьте говядину и поджарьте в течение нескольких минут

2. Добавьте соль, перец, кумин, чесночный и луковый порошок и паприку; перемешайте, готовьте еще 4 минуты и снимите с огня.

3. В миске смешайте яйца с солью и перцем и хорошо взбейте. Разогрейте сковороду с маслом на среднем огне, добавьте яйца, равномерно распределите и готовьте 6 минут. Переложите яичный буррито на тарелку, разделите говяжью смесь, добавьте лук и кинзу, сверните и подавайте.

Питание:

Калории: 280 кал

Жир: 12 г

клетчатка: 4 г

Углеводы: 7 г

Белок: 14 г

Глава 7. Рецепты обедов

6. Попкорн со специями

Время приготовления: 5 минут

Время приготовления: 2 минуты

Порции: 2-3

Ингредиенты:

- 3 столовые ложки кокосового масла
- ½ чашки поппинг-корна
- 1 ст. л. оливкового масла
- 1 чайная ложка молотой куркумы
- ¼ чайной ложки чесночного порошка
- Соль, по вкусу

Направления:

1. В сковороде растопите кокосовое масло на средне-высоком огне.
2. Добавьте кукурузу и плотно накройте сковороду крышкой.
3. Готовьте, периодически встряхивая сковороду, около 1-2 минут или пока зерна кукурузы не начнут всплывать.
4. Снимите с огня и переложите в большую жаропрочную миску.
5. Добавьте оливковое масло и специи и хорошо перемешайте.
6. Подавать немедленно

Питание:

Калории: 200

Жиры: 4 г

Углеводы: 12г

клетчатка: 1г

белок: 6г

7. Огуречные укусы

Время приготовления: 15 минут

Время приготовления: 0 минут

Порции: 4

Ингредиенты:

- ½ чашки готового хумуса
- 2 чайные ложки пищевых дрожжей
- ¼-½ чайной ложки молотой куркумы
- Щепотка красного перца кайен
- Щепотка соли
- 1 огурец, нарезать по диагонали на ломтики толщиной ¼-½ дюйма
- 1 чайная ложка семян черного кунжута
- Листья свежей мяты, для гарнира

Направления:

1. В миске смешайте хумус, куркуму, кайен и соль.
2. Переложите смесь хумуса в кондитерский мешок и выложите на каждый ломтик огурца.
3. Подавайте, украсив кунжутом и листьями мяты.

Питание:

Калории: 203

Жиры: 4 г

Углеводы: 20г

клетчатка: 3г

белок: 8г

8. Оладьи из шпината

Время приготовления: 15 минут

Время приготовления: 5 минут

Порции: 2-3

Ингредиенты:

- 2 чашки нутовой муки
- ¾ чайной ложки семян белого кунжута
- ½ чайной ложки порошка гарам масала
- ½ чайной ложки красного порошка чили
- ¼ чайной ложки молотого тмина
- 2 щепотки пищевой соды
- Соль, по вкусу
- 1 чашка воды
- 12-14 свежих листьев шпината
- Оливковое масло, для жарки

Направления:

1. В большую миску добавьте все ингредиенты, кроме шпината и масла, и перемешайте до образования легкой массы.

2. В большой сковороде разогрейте масло на среднем огне.

3. Равномерно окуните каждый лист шпината в смесь нутовой муки и выложите в горячее масло партиями.

4. Готовьте, периодически переворачивая, около 3-5 минут или до золотисто-коричневого цвета с каждой стороны.

5. Переложите оладьи на выстеленную бумажным полотенцем тарелку.

Питание:

Калории: 211, Жиры: 2 г,

Углеводы: 13 г, клетчатка: 11 г, белок: 9 г

9. Хрустящие куриные пальчики

Время приготовления: 15 минут

Время приготовления: 18 минут

Порции: 4-6

Ингредиенты:

- 2/3 чашки миндальной муки
- ½ чайной ложки молотой куркумы
- ½ чайной ложки красного кайенского перца
- ½ чайной ложки паприки
- ½ чайной ложки чесночного порошка
- Соль и свежемолотый черный перец, по вкусу
- 1 яйцо

- 1 фунт куриных грудок без кожи и костей, нарезанных полосками

Направления:

1. Разогрейте духовку до 375 градусов F. Выстелите пергаментной бумагой большой лист для выпечки.
2. В неглубокой посуде взбейте яйцо.
3. В другой неглубокой посуде смешайте миндальную муку и специи.
4. Обмажьте каждую куриную полоску яйцом, а затем равномерно обваляйте в смеси специй.
5. Разложите куриные полоски на подготовленный лист для выпечки в один слой.
6. Выпекайте примерно 16-18 минут.

Питание:

Калории: 236

Жиры: 10 г

Углеводы: 26г

клетчатка: 5г

белок: 37г

10. Крокеты из киноа и овощей

Время приготовления: 15 минут

Время приготовления: 9 минут

Порции: 12-15

Ингредиенты:

- 1 ст. л. эфирного оливкового масла
- ½ чашки замороженного горошка, размороженного

- 2 измельченных зубчика чеснока
- 1 чашка вареного киноа
- 2 большие вареные картофелины, очищенные и превращенные в пюре
- ¼ чашки свежих листьев кинзы, измельченных
- 2 чайные ложки молотого тмина
- 1 чайная ложка гарам масала
- ¼ чайной ложки молотой куркумы
- Соль и свежемолотый черный перец, по вкусу
- Оливковое масло, для жарки

Направления:

1. В сковороде разогрейте масло на среднем огне.
2. Добавьте горох и чеснок и жарьте около 1 минуты.
3. Переложите гороховую смесь в большую миску.
4. Добавьте оставшиеся ингредиенты и перемешайте до полного объединения.
5. Сформируйте из смеси одинаковые по размеру пирожки продолговатой формы.
6. В большой сковороде разогрейте масло на средне-высоком огне.
7. Добавьте крокеты и жарьте около 4 минут с каждой стороны.

Питание:

Калории: 367, Жиры: 6 г

Углеводы: 17г

клетчатка: 5г

белок: 22г

11.   Сэндвич с авокадо на гриле

Время приготовления: 10 минут

Время приготовления: 15 минут

Порции: 4

Ингредиенты:

- 8 ломтиков хлеба пумперникель
- 1 чашка квашеной капусты, слитой и промытой
- 1 чашка хумуса
- 1 чайная ложка безмолочного маргарина
- 1 авокадо, очищенное и нарезанное на 16 частей

Направления:

1. Разогрейте духовку до 450°F.
2. Нанесите маргарин на одну сторону ломтиков хлеба.
3. Положите 4 ломтика на лист для выпечки. Сторона с маргарином должна быть внизу.
4. Распределите половину хумуса по ломтикам хлеба.
5. Выложите квашеную капусту на хумус.
6. Держите ломтики авокадо поверх квашеной капусты.
7. Нанесите хумус на оставшиеся ломтики.
8. Держите хумус стороной вниз на ломтиках авокадо. Запекайте в течение 7 минут.
9. Переверните и выпекайте еще 6 минут.

Питание:

Калории 340 ккал

Общий жир 16 г

Углеводы 39 г

Протеин 10 г

клетчатка 11 г

Сахар 1 г

Натрий 781 мг

Калий 552 мг

12. Стейки из цветной капусты с тамариндом и фасолью

Время приготовления: 5 минут

Время приготовления: 25 минут

Порции: 2

Ингредиенты:

- ½ чашки оливкового масла
- 100 грамм головка цветной капусты
- 1 чайная ложка черного перца, молотого
- 2 чайные ложки кошерной соли
- 3 зубчика чеснока, измельченные
- 250 грамм зеленой фасоли, обрезанной
- 1/3 чашки петрушки, измельченной
- ¾ чайной ложки лимонной цедры, натертой на терке
- 100 грамм пармезана, тертого

- 100 грамм панировочных сухарей панко
- 1/3 чашки тамаринда
- 500 грамм белой фасоли, промытой и осушенной
- 1 чайная ложка дижонской горчицы
- 2 столовые ложки маргарина

Направления:

1. Разогрейте духовку до 425°F.
2. Удалите листья и обрежьте концы стеблей цветной капусты.
3. Держите сердцевину стороной вниз на рабочей поверхности.
4. Нарежьте ножом от центра сверху вниз.
5. Держите его на листе для выпечки.
6. Нанесите 1 столовую ложку масла на обе стороны. Приправьте перцем и солью.
7. Обжаривайте в течение 25 минут. Переверните на полпути.
8. Тем временем бросьте стручковую фасоль с 1 столовой ложкой масла и перцем.
9. Выложите на лист для выпечки в один слой.
10. Взбейте в миске лимонную цедру, чеснок, петрушку, соль, перец и масло.
11. Оставьте половину этой смеси в другой миске.
12. Добавьте пармезан и панко в первую миску. Перемешайте руками.

13. Добавьте тамаринд и белую фасоль во вторую миску. Хорошо перемешайте.

14. Теперь взбейте вместе горчицу и маргарин.

15. Распределите маргариновую смесь по цветной капусте.

16. Посыпьте цветную капусту смесью панко.

17. Добавьте смесь белой фасоли в лист с фасолью. Соедините.

18. Держите лист в духовке и запекайте в течение 5 минут.

19. Разделите фасоль, цветную капусту и тамаринд по тарелкам.

Питание:

Калории 1366 ккал

Общее количество жира 67 г

Углеводы 166 г

Протеин 59 г

клетчатка 41 г

Сахар 20 г

Холестерин 6 мг

Натрий 2561 мг

13. Здоровый цыпленок Марсала

Время приготовления: 5 минут

Время приготовления: 25 минут

Порции: 4

Ингредиенты:

- 1-1/2 куриные грудки, без костей и кожи
- 2 столовые ложки безмолочного маргарина
- 250 грамм грибов шиитаке, нарезанных и с плодоножками
- 500 грамм грибов "Белла", нарезанных и очищенных от плодоножек
- 2 столовые ложки оливкового масла экстра вирджин
- 3 зубчика чеснока, измельченные
- 1 чашка лука-шалота, измельченного
- 2 чашки куриного бульона с низким содержанием натрия
- ¾ чашки сухого вина марсала
- Черный перец, кошерная соль, измельченные листья петрушки

Направления:

1. Обсушите куриные грудки бумажным полотенцем.
2. Нарежьте их горизонтально пополам.
3. Переложите каждый кусок пергаментной бумагой. Используйте молоток для отбивания мяса, пока не получите толщину в ¼ дюйма.

4. Приправьте со всех сторон черным перцем и кошерной солью.

5. Обваляйте в цельнозерновой муке. Отставить в сторону.

6. Разогрейте сковороду на среднем огне.

7. Налейте оливковое масло и маргарин на сковороду.

8. Обжаривайте курицу в течение 5 минут. Работайте партиями, не переполняя сковороду.

9. Перенесите на лист для выпечки. Отложить в сторону.

10. Вытрите излишки готовки со сковороды. Верните на огонь.

11. Добавьте оставшийся маргарин и грибы.

12. Обжарьте на высокой температуре. Приправьте черным перцем и солью.

13. Добавьте в сковороду чеснок и измельченный лук-шалот.

14. Готовьте 3 минуты. Добавьте вино марсала. Уменьшите нагрев на минуту.

15. Влейте куриный бульон и варите 5 минут.

16. Перенесите куриные котлеты на сковороду. Выложите ложку соуса.

17. Посыпьте петрушкой.

Питание:

Калории 546

Общее количество жира 38 г

Углеводы 41 г

Протеин 10 г

клетчатка 5 г

Сахар 6 г

Холестерин 31 мг

Натрий 535 мг

14. Стейки из тунца

Время приготовления: 15 минут

Время приготовления: 15 минут

Порции: 2

Ингредиенты:

- 1-1/2 чашки воды
- 1 столовая ложка лимонного сока
- Перец и соль по вкусу
- 1 чайная ложка кайенского перца
- 2 стейка тунца
- 3 кумквата, очищенные от семян, нарезанные, промытые
- 1/3 чашки кинзы, измельченной
- Общий бюджет: $8

Направления:

1. Смешайте лимонный сок, кайенский перец и воду на среднем огне в кастрюле.

2. Приправьте перцем и солью. Отварить.

3. Теперь добавьте в эту смесь стейки тунца.

4. Посыпьте кинзой и кумкватами.

5. Готовьте в течение 15 минут. Рыба должна легко сниматься вилкой.

Питание:

Калории 141 ккал, Общий жир 1 г, Углеводы 6 г, клетчатка 2 г, Протеин 27 г, Сахар 3 г, Холестерин 50 мг

15.   *Лосось во фритюре*

Время приготовления: 6 минут

Время приготовления: 5 минут

Порции: 2

Ингредиенты:

- 150 грамм филе лосося
- ¼ чашки маргарина
- ¼ чашки фисташек, мелко нарезанных
- 1-1/2 столовые ложки рубленого укропа
- 2 столовые ложки лимонного сока

Направления:

1. Разогрейте фритюрницу до 400°F.

2. Сбрызните корзину оливковым маслом.

3. Приправьте лосося перцем по вкусу. Можно также использовать универсальную приправу.

4. Соедините в миске маргарин, лимонный сок и укроп.

5. Выложите ложку на филе.

6. Посыпьте филе измельченными фисташками. Будьте щедры.

7. Слегка сбрызните лосося оливковым маслом.

8. Теперь обжарьте филе на воздухе в течение 5 минут.

9. Осторожно выньте лосося лопаточкой из фритюрницы.

10. Выложите на тарелку. Украсьте укропом.

Питание:

Калории 305 ккал

Общий жир 21 г

Углеводы 1 г

Протеин 28 г

клетчатка 2 г, Сахар 3 г

Холестерин 43 мг

Натрий 92 мг

16.   Бараньи отбивные с розмарином и чесноком

Время приготовления: 3 минуты

Время приготовления: 10 минут

Порции: 2

Ингредиенты:

- 4 отбивные из баранины
- 1 чайная ложка оливкового масла
- 2 чайные ложки чесночного пюре
- Свежий чеснок
- Свежий розмарин

Направления:

1. Держите бараньи отбивные на сковороде-гриль.

2. Приправьте отбивные перцем и солью. Нанесите кисточкой немного оливкового масла.

3. Добавьте немного чесночного пюре в каждую отбивную.

4. Накройте отверстия в сковороде-гриль зубчиками чеснока и веточками розмарина.

5. Охладите, чтобы замариновать.

6. Выньте через 1 час. Держите во фритюре и готовьте в течение 5 минут.

7. С помощью лопатки переверните отбивные.

8. Добавьте немного оливкового масла и готовьте еще 5 минут.

9. Отложите в сторону на минуту.

10. Перед подачей выньте розмарин и чеснок.

Питание:

Калории 678 ккал

Общее количество жира 38 г

Углеводы 1 г

Протеин 83 г

Сахар 0 г

Холестерин 257 мг

Натрий 200 мг

17.   Грибное ризотто с фарро

Время приготовления: 2 минуты

Время приготовления: 28 минут

Порции: 5

Ингредиенты:

- 3 столовые ложки растопленного кокосового масла
- 4 чашки куриного бульона с низким содержанием натрия
- 400 грамм грибов "Белла", обрезанных и нарезанных ломтиками
- ½ желтого лука, измельченного
- 3 зубчика чеснока, измельченные
- 1 столовая ложка тимьяна, измельченного
- ¾ чашки сухого белого вина
- 1-1/2 чашки органической фарро
- 1 чайная ложка лимонного сока
- ¾ чашки веганского пармезана
- ¾ чашки гороха
- Молотый черный перец, кошерная соль, рубленая петрушка

Направления:

1. Налейте куриный бульон в кастрюлю. Кипятите на медленном огне.
2. Нагрейте кокосовое масло на средней температуре в кастрюле.
3. Добавьте кошерную соль и лук. Готовьте в течение 6 минут. Часто помешивайте.

4. Доведите нагрев до высокого уровня. Теперь добавьте грибы. Соедините, помешивая.

5. Готовьте еще 2 минуты. Грибы должны стать мягкими.

6. Добавьте тимьян и чеснок. Тушите в течение минуты, периодически помешивая.

7. Добавьте тосты и фарро и готовьте еще 1 минуту. Продолжайте помешивать.

8. Влейте белое вино. Готовьте в течение 3 минут. Часто помешивайте. Вино должно полностью впитаться.

9. Добавьте горячий бульон в кастрюлю. Хорошо перемешайте.

10. Уменьшите огонь и готовьте в течение 30 минут. Помешивайте каждые 15 минут.

11. Добавьте лимонный сок и тертый пармезан. Перемешайте, чтобы соединить.

12. Добавьте горошек. Приправьте перцем и солью.

13. Снимите кастрюлю с огня. Оставьте накрытым на 5 минут.

14. Гарнировать листьями тимьяна и петрушки.

Питание:

Калории 397 ккал, Общий жир 25 г

Углеводы 29 г, Протеин 14 г

Сахар 5 г, клетчатка 5 г

Холестерин 32 мг

Натрий 429 мг

18.   Черная фасоль в горшочке

Время приготовления: 15 минут

Время приготовления: 15 минут

Порции: 8

Ингредиенты:

- 2 чашки черной фасоли, промытой и высушенной
- 1 желтый лук, измельченный
- 2 столовые ложки оливкового масла экстра вирджин
- 2 зубчика чеснока, раздавить
- 1 перец халапеньо, нарезанный ломтиками
- 1 желтый или красный болгарский перец, очищенный от плодоножки и семян
- 1 горсть кинзы
- ½ чайной ложки хлопьев красного перца
- 2 чайные ложки кумина, молотый
- 2 чайные ложки кошерной соли

Направления:

1. Положите черную фасоль в кастрюлю. Залейте холодной водой на 6 часов.
2. Слейте воду и промойте.
3. Разогрейте масло и добавьте чеснок, лук и соль. Обжаривайте в течение 5 минут.
4. Добавьте халапеньо, болгарский перец, хлопья красного перца, черный перец и кумин.
5. Готовьте еще 3 минуты. Часто помешивайте.

6. Теперь добавьте стебли кинзы, фасоль, воду и еще немного соли. Хорошо перемешайте. Готовьте в течение 7 минут. Отпустите естественным образом.

Питание:

Калории 144 ккал

Общий жир 8 г

Углеводы 14 г

Протеин 4 г

Сахар 1 г

клетчатка 4 г

Холестерин 0 мг

Натрий 606 мг

19. Цыпленок с попкорном

Время приготовления: 15 минут

Время приготовления: 10 минут

Порции: 4

Ингредиенты:

- 100 грамм половинок куриной грудки, без костей и кожи
- ½ чайной ложки паприки
- ¼ чайной ложки горчицы, молотой
- ¼ чайной ложки чесночного порошка
- 3 столовые ложки манной крупы

Направления:

1. Нарежьте курицу на небольшие кусочки и положите в миску.

2. Соедините паприку, чесночный порошок, горчицу, соль и перец в другой миске.

3. Оставьте чайную ложку смеси приправ. Посыпьте вторую часть на курицу. Равномерно покройте курицу, перемешивая.

4. Соедините зарезервированные приправы и манную крупу в пластиковом пакете.

5. Хорошо перемешайте, встряхивая.

6. Положите кусочки курицы в пакет. Запечатайте его и встряхните для равномерного покрытия.

7. Теперь переложите курицу в сетчатое сито. Стряхните излишки маранты.

8. Отставьте в сторону на 5-10 минут. Манная крупа должна начать впитываться в курицу.

9. Разогрейте фритюрницу до 390°F.

10. Нанесите немного масла на корзину фритюрницы.

11. Держите кусочки курицы внутри. Они не должны накладываться друг на друга.

12. Нанесите кулинарный спрей.

13. Готовьте, пока курица не перестанет быть розовой.

Питание:

Калории 156 ккал

Общий жир 4 г, Углеводы 6 г

Протеин 24 г, Сахар 0 г

клетчатка 1 г

Холестерин 65 мг

Натрий 493 мг

20. Пряная курица и цветная капуста

Время приготовления: 5 минут

Время приготовления: 25 минут

Порции: 4

Ингредиенты:

- 1 кг куриных грудок, без кожи, без костей и нарезанных кубиками
- 1 столовая ложка рисового уксуса
- 4 столовые ложки сырого меда
- 6 столовых ложек кокосового амино
- 2 зубчика чеснока, измельчить
- 1 кг цветной капусты, соцветия разделить на части
- ½ чашки воды
- 1 столовая ложка цельнозерновой муки
- 2 столовые ложки оливкового масла
- 3 зеленых лука, нарезанных
- 2 столовые ложки семян кунжута

Направления:

1. В миске смешайте 3 столовые ложки меда с 3 столовыми ложками кокосового амино, чесноком, уксусом и курицей. Разогрейте сковороду с половиной масла на среднем огне, добавьте цветную капусту и перемешайте, готовьте 5 минут и переложите в миску. Разогрейте сковороду с оставшимся маслом на среднем огне, слейте воду с курицы, сохранив маринад, и добавьте ее в сковороду.

2. Перемешайте и готовьте в течение 6 минут. В отдельной миске взбейте вместе оставшуюся часть амино с оставшимся медом, водой, цельнозерновой мукой и оставшимся маринадом. Добавьте к курице, накройте сковороду и готовьте на медленном огне 10 минут, снимите с огня, добавьте цветную капусту и перемешайте.

3. Разделите по тарелкам, посыпьте сверху зеленым луком и кунжутом и подавайте. Приятного аппетита!

Питание:

Калории 250 ккал

Общий жир 4 г

Углеводы 10 г

Протеин 12 г

21. Смесь лосося и сладкого картофеля

Время приготовления: 10 минут

Время приготовления: 0 минут

Порции: 4

Ингредиенты:

- 750 грамм сладкого картофеля, запеченного и нарезанного кубиками
- 1 столовая ложка оливкового масла
- 120 грамм копченого лосося, нарезанного
- 1 столовая ложка измельченного шнитт-лука
- 2 чайные ложки хрена

- ¼ чашки кокосовых сливок
- Соль и черный перец по вкусу

Направления:

1. В миске взбейте кокосовые сливки с солью, перцем, хреном и шнитт-луком. Добавьте лосось и картофель, перемешайте и подавайте сразу же.
2. Наслаждайтесь!

Питание:

Калории 233 ккал

Общий жир 6 г

Углеводы 37 г

Протеин 9 г

клетчатка 5 г

22. Лимонно-луковое пюре

Время приготовления: 15 минут

Время приготовления: 15 минут

Порции: 4

Ингредиенты:

- 2 белых лука
- 120 грамм цветной капусты
- ¼ чашки жирных сливок
- 120 грамм сыра Чеддер, измельченный
- ½ чайной ложки розовой соли
- 1 чайная ложка белого перца
- ½ чайной ложки лимонной цедры
- 1 чайная ложка лимонного сока

- 1 чайная ложка сливочного масла
- Общий бюджет: $

Направления:

1. Очистите лук и измельчите его.
2. Положите в кастрюлю измельченный лук и сливочное масло.
3. Взбейте блендером цветную капусту до получения риса из цветной капусты.
4. Добавьте в кастрюлю рис с цветной капустой.
5. Добавьте розовую соль, белый перец, лимонную цедру и лимонный сок. Перемешайте.
6. Закройте крышку и готовьте массу в течение 5 минут на среднем огне.
7. Затем добавьте измельченный сыр "Чеддер" и густые сливки.
8. Хорошо перемешать и мешать, пока сыр не расплавится.
9. Закройте крышку и тушите пюре еще 5 минут на слабом огне.
10. Выключите нагрев и закройте крышку.
11. Дайте лимонно-луковому пюре остыть в течение 10 минут.

Питание:

Калории 171 ккал,

Общий жир 13,5 г

Углеводы 6,5 г, Белок 8,1 г

клетчатка 4 г

23. Фрикадельки из говядины с карри

Время приготовления: 4 минуты

Время приготовления: 22 минуты

Порции: 6

Ингредиенты:

Для фрикаделек:

- 1 фунт постного говяжьего фарша
- 2 органических яйца, взбить
- 3 столовые ложки красного лука, рубленый
- ¼ чашки свежих листьев базилика, измельченных
- 1-дюймовый кусочек свежего имбиря, мелко нарезанный
- 4 зубчика чеснока, мелко нарезанных
- 3 тайских чили "птичий глаз", рубленые
- 1 чайная ложка кокосового сахара
- 1 столовая ложка красной пасты карри
- Соль, по вкусу
- 1 столовая ложка рыбного соуса
- 2 столовые ложки кокосового масла

Для карри:

- 1 красный лук, измельченный
- Соль, по вкусу
- 4 зубчика чеснока, измельчить
- 1-дюймовый кусочек свежего имбиря, рубленый
- 2 тайских чили "птичий глаз", рубленые
- 2 столовые ложки красной пасты карри
- 400 мл кокосового молока

- Соль и свежемолотый черный перец, по вкусу
- Дольки лайма,

Направления:

1. Для фрикаделек в большую миску добавьте все ингредиенты, кроме масла, и перемешайте до полного объединения.
2. Сформируйте из смеси небольшие шарики.
3. В большой сковороде растопите кокосовое масло на среднем огне.
4. Добавьте фрикадельки и готовьте около 3-5 минут или до золотистой корочки со всех сторон.
5. Переложите фрикадельки прямо в миску.
6. В ту же сковороду добавьте лук, а также щепотку соли и обжаривайте около 5 минут.
7. Добавьте чеснок, имбирь и чили и жарьте около 1 минуты.
8. Добавьте пасту карри и обжаривайте около 1 минуты.
9. Добавьте кокосовое молоко и фрикадельки и доведите до кипения.
10. Уменьшите огонь до низкого и варите, накрыв крышкой, около 10 минут.
11. Подавайте, украсив дольками лайма.

Питание:

Калории 444 ккал

Общий жир 15 г, Углеводы 20 г

Протеин 37 г, Волокно 2

24. Смесь коричневого риса и курицы

Время приготовления: 10 минут

Время приготовления: 10 минут

Порции: 4

Ингредиенты:

- 1½ чашки коричневого риса, сваренного
- 1½ столовые ложки кокосового сахара
- 1 чашка куриного бульона
- 2 столовые ложки кокосового амино
- 120 грамм куриной грудки без костей и кожи и нарезанной на небольшие кусочки
- 1 яйцо
- 2 яичных белка
- 2 лука-шафрана, нарезанные

Направления:

1. Положите бульон в кастрюлю, нагрейте на средне-низком огне и добавьте кокосовый амино и сахар, перемешайте, доведите до кипения, добавьте курицу и бросьте. В миске смешайте яйцо с яичным белком, хорошо взбейте и добавьте к курице.

2. Посыпьте сверху луком-шалот и готовьте 3 минуты, не перемешивая. Разделите рис на 4 миски, добавьте сверху куриную смесь и подавайте. Приятного аппетита!

Питание:

Калории 231 ккал

Общий жир 11 г

Углеводы 8 г

Протеин 9 г

клетчатка 7 г

25. Креветки с карри и овощами

Время приготовления: 10 минут

Время приготовления: 15 минут

Порции: 4

Ингредиенты:

- 3 столовые ложки кокосового масла
- 1 луковица, нарезанная
- 2 чашки цветной капусты, порезанной на соцветия
- 1 чашка кокосового молока
- 1 столовая ложка порошка карри
- ¼ чашки свежей петрушки, измельченной
- 1 фунт креветок, удалите хвосты

Направления:

1. В большой сковороде растопите кокосовое масло на средне-высоком огне. Добавьте лук и цветную капусту и готовьте до их размягчения.

2. Добавьте в сковороду кокосовое молоко, карри и петрушку. (Не стесняйтесь добавлять любые другие специи, которые вам нравятся. Турмерик придаст

еще больший противовоспалительный эффект).
Готовьте еще 2-3 минуты.

3. Положите креветки в сковороду и готовьте, пока они не станут непрозрачными.

Питание:

Калории 332 ккал

Общий жир 22 г

Углеводы 11 г

Протеин 24 г

Натрий 309 мг

Глава 8. Рецепты блюд

26. Свинина на гриле с медовой горчицей

Время приготовления: 10 минут

Время приготовления: 8 минут

Сервировка: 6

Ингредиенты

- 1/3 чашки меда
- 1 чайная ложка острого соуса
- 3 чайные ложки лимонного сока
- 1 столовая ложка яблочного уксуса
- 2 чайные ложки лукового порошка
- 1 чайная ложка вустерширского соуса
- 3 столовые ложки дижонской горчицы
- ¼ чайной ложки розмарина
- 8 свиных отбивных
- 1 чайная ложка клюквенного соуса

Направления

1. Добавьте мед, острый соус, лимонный сок, уксус, луковый порошок, вустерширский соус, горчицу и розмарин в герметичный пакет.

2. Добавьте свинину и встряхните до получения хорошего покрытия. Поместите в холодильник и оставьте мариноваться минимум на 2 часа.

3. Выньте свинину из маринада и обжарьте на гриле в течение 8 минут. Выбросьте маринад.

4. Подавайте свинину с соусом.

Питание:

Калории 169 ккал

Общий жир 7 г

Углеводы 13 г

Протеин 14 г

27. Миска из риса с куркумой, корнеплодами гарам масала и нутом

Время приготовления: 25 минут

Время приготовления: 30 минут

Порции: 4

Ингредиенты

- Рис
- 2 ½ чашки воды
- 1 чашка коричневого риса басмати, очищенного и промытого
- ½ чашки изюма
- 2 чайные ложки оливкового масла экстра вирджин
- 2 чайные ложки лукового порошка
- 1 чайная ложка молотой куркумы
- ½ чайной ложки молотой корицы
- ½ чайной ложки молотого черного перца
- ¼ чайной ложки кошерной соли
- Овощи и нут
- 4 чайные ложки кокосового масла
- 2 банки нута
- 2 чайные ложки гарам масала

- 2 чашки обжаренных корнеплодов
- 2 чайные ложки меда
- ½ чайной ложки кошерной соли
- ½ чайной ложки молотого перца
- 4 чайные ложки лимонного сока
- 4 чайные ложки нежирного простого йогурта
- Рубленая мята, петрушка и кинза

Направления

1. Соедините все ингредиенты для риса в кастрюле и доведите рис до кипения.
2. Готовьте, накрыв крышкой, на уменьшенном огне в течение 20 минут, пока вся вода не впитается.
3. Тем временем разогрейте масло в сковороде на среднем огне.
4. Всыпьте нут в сковороду и готовьте 5 минут.
5. Добавьте гарам масала к нуту и готовьте 1 минуту.
6. Добавьте в сковороду корнеплоды, мед, соль и перец и готовьте, помешивая, в течение 4 минут.
7. Влейте лимонный сок в овощную смесь и снимите с огня.
8. Дайте рису постоять накрытым в течение 10 минут.
9. Подавайте нут поверх риса и полейте йогуртом.
10. Украсьте рис мятой, петрушкой и кинзой.

Питание:

Калории 671 ккал

Общее количество жира 13 г

Углеводы 107 г, Протеин 16 г

28. Обжаренные корнеплоды и зелень с чечевицей со специями

Время приготовления: 25 минут

Время приготовления: 30 минут

Порции: 4

Ингредиенты

- Чечевица
- 3 чашки воды
- 1 чашка французской зеленой чечевицы
- 2 чайная ложка чесночного порошка
- 1 чайная ложка молотого кориандра
- 1 чайная ложка молотого тмина
- ½ чайной ложки молотой специи
- ½ чайной ложки кошерной соли
- 4 чайные ложки лимонного сока
- 2 чайные ложки оливкового масла экстра вирджин
- Овощи
- 2 чайные ложки оливкового масла экстра вирджин
- 2 измельченных зубчика чеснока
- 3 чашки обжаренных корнеплодов
- 4 чашки нарезанной капусты
- 2 чайные ложки молотого кориандра
- ¼ чайной ложки молотого перца
- Щепотка кошерной соли
- 4 чайные ложки тахини
- Свежая петрушка

Направления

1. Добавьте все ингредиенты для чечевицы, кроме сока лайма и масла, в кастрюлю и доведите до кипения.
2. Готовьте чечевицу, накрыв крышкой, на уменьшенном огне в течение 25 минут.
3. Тем временем подготовьте овощи, разогрев масло в сковороде на среднем огне.
4. Обжарьте чеснок в течение 1 минуты до появления аромата.
5. Добавьте корнеплоды в сковороду и готовьте 4 минуты.
6. Добавьте капусту к корнеплодам и готовьте около 3 минут, пока она не завянет.
7. Добавьте к овощам кориандр, перец и соль и снимите с огня.
8. Снимите крышку и дайте чечевице прокипеть в течение 5 минут.
9. Слейте лишнюю воду из чечевицы и размешайте в лимонном соке и масле.
10. Подавайте овощи поверх чечевицы и полейте тахини.
11. Посыпьте чечевицу петрушкой.

Питание:

Калории 453 ккал

Общее количество жира 22 г

Углеводы 50 г, Протеин 18 г

29. Лосось с розмариновой корочкой из грецких орехов

Время приготовления: 10 минут

Время приготовления: 15 минут

Порции: 4

Ингредиенты

- 2 чайные ложки дижонской горчицы
- 1 измельченный зубчик чеснока
- ¼ чайной ложки лимонной цедры
- 1 чайная ложка лимонного сока
- 1 чайная ложка свежего розмарина, измельченного
- ½ чайной ложки меда
- ½ чайной ложки кошерной соли
- ¼ чайной ложки дробленого красного перца
- 3 чайные ложки цельнозерновых панировочных сухарей панко
- 3 чайные ложки грецких орехов, мелко порубленных
- 1 чайная ложка оливкового масла экстра вирджин
- 500 грамм филе лосося, без кожи
- Спрей для приготовления оливкового масла
- Нарезанная свежая петрушка
- Дольки лимона

Направления

1. Разогрейте духовку до 420°F и застелите пергаментной бумагой лист для выпечки с бортиками, затем отложите его в сторону.

2. В миске смешайте горчицу, чеснок, лимонную цедру, лимонный сок, розмарин, мед, соль и красный перец до полного объединения.

3. В другой миске смешайте панировочные сухари, грецкие орехи и оливковое масло.

4. Выложите лосося на лист для выпечки и распределите горчичную смесь по филе.

5. Посыпьте лосося смесью панировочных сухарей и прижмите их к лососю, чтобы они прилипли.

6. Покройте лосось кулинарным спреем.

7. Запекайте лосося около 12 минут.

8. Переложите лосося на сервировочное блюдо и посыпьте петрушкой.

9. Подавайте лосось с дольками лимона.

Питание:

Калории 222 ккал

Всего жиров 12 г

Углеводы 4 г

Протеин 24 г

30. *Обжаренный лосось с пряной клюквенной нарезкой*

Время приготовления: 10 минут

Время приготовления: 15 минут

Порции: 8

Ингредиенты

- 1,2 кг филе лосося, без кожи

- 2 измельченных зубчика чеснока
- 1 ½ чайной ложки кошерной соли
- ½ чайной ложки цельного черного перца, растертого в порошок
- 1 лимон с цедрой, порезанный на клинья
- 2 чайные ложки оливкового масла экстра вирджин
- 2 чайные ложки дижонской горчицы
- 2 чашки клюквы
- 1 рубленый лук-шалот
- 1 перец серрано, очищенный от семян
- 1 яблоко, очищенное и нарезанное кубиками
- 1 мелко нарезанный стебель сельдерея
- 1 чайная ложка яблочного уксуса
- 2 чайные ложки свежей петрушки, измельченной

Направления

1. Разогрейте духовку до 410°F и застелите пергаментной бумагой лист для выпечки.
2. Выложите лосось на лист для выпечки.
3. С помощью ступки и пестика измельчите чеснок, 1 столовую ложку соли, перец горошком и цедру лимона в пасту.
4. Переложите пасту в миску и смешайте с 1 столовой ложкой масла и горчицей.
5. Нанесите пасту на лосося и запекайте в течение 15 минут.

6. Тем временем поместите клюкву, лук-шалот и серрано в кухонный комбайн и измельчите до мелкой крошки.

7. Переложите клюквенную смесь в миску.

8. Перемешайте яблоко, сельдерей, уксус, 1 столовую ложку петрушки, оставшееся масло и соль с клюквенной смесью.

9. Переложите лосося на сервировочное блюдо и посыпьте оставшейся петрушкой.

10. Подавайте лосося со смаком и дольками лимона.

Питание:

Калории 229 ккал

Всего жиров 9 г

Углеводы 8 г

Протеин 29 г

31. Суп карри из обжаренной цветной капусты и картофеля

Время приготовления: 20 минут

Время приготовления: 30 минут

Порции: 8

Ингредиенты

- 2 чайные ложки молотого кориандра
- 2 чайные ложки молотого тмина
- 1 ½ молотой корицы
- 1 ½ молотой куркумы
- 1 ¼ чайной ложки соли

- ¾ чайной ложки молотого перца
- 1/8 чайной ложки кайенского перца
- 1 головка цветной капусты, разрезанная на соцветия
- 2 чайные ложки оливкового масла экстра вирджин
- 1 измельченная луковица
- 1 чашка нарезанной кубиками моркови
- 3 измельченных зубчика чеснока
- 11/2 чайной ложки свежего имбиря, натертого на терке
- 1 свежий перец халапеньо, молотый
- 4 чашки овощного бульона с низким содержанием натрия
- 3 чашки сырого картофеля, очищенного и нарезанного кубиками
- 3 чашки сладкого картофеля, очищенного и нарезанного кубиками
- 2 чайные ложки цедры лайма
- 2 чайные ложки сока лайма
- 1 банка кокосового молока
- Свежая кинза, измельченная

Направления

1. Разогрейте духовку до 410°F.
2. В миске смешайте кориандр, кумин, корицу, куркуму, соль, перец и кайенский перец до полного объединения.

3. В отдельной миске обжарьте цветную капусту с 1 столовой ложкой оливкового масла.

4. Добавьте 1 столовую ложку смеси приправ к цветной капусте и снова перемешайте.

5. Выложите цветную капусту на лист для выпечки с бортиками в один слой.

6. Обжаривайте цветную капусту в течение 20 минут, пока края не подрумянятся.

7. Тем временем налейте оставшееся масло в сковороду и разогрейте его на среднем огне.

8. Подрумяньте лук и морковь в течение примерно 3 минут.

9. Уменьшите огонь и готовьте морковь еще 4 минуты.

10. Добавьте чеснок, имбирь, халапеньо и оставшуюся смесь специй к моркови и готовьте 1 минуту.

11. Добавьте бульон, картофель, сладкий картофель, цедру лайма и лимонный сок в морковную смесь и доведите до кипения на сильном огне.

12. Готовьте картофель, частично накрытый, на среднем огне в течение 20 минут.

13. Добавьте молоко и обжаренную цветную капусту к картофелю карри и кипятите в течение 1 минуты.

14. Переложите цветную капусту на сервировочное блюдо и украсьте кинзой.

15. Это хороший рецепт для ужина.

Питание:

Калории 272 ккал

Общее количество жира 15 г

Углеводы 33 г

Протеин 5 г

32. Дижонский лосось с пловом из зеленой фасоли

Время приготовления:

Время приготовления: 30 минут

Порции: 4

Ингредиенты

- 500 грамм дикого лосося, очищенного от кожи и порезанного на куски
- 3 чайные ложки оливкового масла экстра вирджин
- 1 чайная ложка чеснока, рубленого
- ¾ чайной ложки соли
- 2 чайные ложки хумуса
- 2 чайные ложки цельнозерновой горчицы
- ½ чайной ложки молотого перца
- 300 грамм тонкой стручковой фасоли, предварительно очищенной
- 1 лимон, очищенный от цедры и порезанный на клинья
- 2 чайные ложки кедровых орехов
- 1 пакет, предварительно сваренный коричневый рис

- 2 чайные ложки воды
- Свежая петрушка, измельченная

Направления

1. Разогрейте духовку до 425°F и застелите лист для выпечки пергаментной бумагой.

2. Смажьте лосось 1 столовой ложкой масла и выложите его на лист для выпечки.

3. С помощью ступки и пестика измельчите чеснок и соль до состояния пасты.

4. Переложите 1 столовую ложку чесночной пасты в миску, затем добавьте хумус, ¼ столовой ложки перца и перемешайте, чтобы соединить.

5. Распределите смесь приправ поверх лосося.

6. Обжаривайте лосося около 8 минут.

7. Тем временем разогрейте оставшееся масло в сковороде на средне-высоком огне.

8. Добавьте в сковороду стручковую фасоль, лимонную цедру, кедровые орехи, оставшуюся чесночную пасту и перец.

9. Готовьте стручковую фасоль, помешивая, около 4 минут.

10. Уменьшите огонь до среднего и добавьте рис и воду к зеленой фасоли.

11. Готовьте рис в течение 3 минут.

12. Переложите лосося на сервировочное блюдо и посыпьте петрушкой.

13. Подавайте лосося с пловом из зеленой фасоли и
    дольками лимона.

Питание:

Калории 442 ккал

Общее количество жира 25 г

Углеводы 22 г

Протеин 32 г

33. Веганское кокосовое карри с нутом

Время приготовления: 5 минут

Время приготовления: 15 минут

Порции: 4

Ингредиенты

- 2 чайная ложка масла авокадо
- 1 чашка рубленого лука
- 1 чашка нарезанного кубиками болгарского перца
- 1 цуккини, разрезанный пополам и нарезанный ломтиками
- 1 банка нута, осушенного и промытого
- ½ чашки овощного бульона
- 4 чашки детского шпината
- 2 чашки предварительно сваренного коричневого риса

Направления

1. Разогрейте масло в сковороде на средне-высоком огне.

2. Обжарьте лук, перец и цуккини в течение 6 минут, часто помешивая.

3. Добавьте нут и бульон к луковой смеси и доведите до кипения, помешивая.

4. Уменьшите огонь до средне-низкого и дайте овощам протушиться в течение 6 минут.

5. Добавьте шпинат к нуту и снимите с огня.

6. Подавайте нут поверх риса.

Питание:

Калории 471 ккал

Общее количество жира 18 г

Углеводы 66 г

Протеин 11 г

34. Тикка-масала из цветной капусты с нутом

Время приготовления: 10 минут

Время приготовления: 10 минут

Порции: 4

Ингредиенты

- 1 чайная ложка оливкового масла
- 4 чашки соцветий цветной капусты
- ¼ чайной ложки соли
- ¼ чашки воды
- 1 банка нута, осушенного и промытого

- 1 ½ чашки соуса тикка масала
- 2 чайные ложки топленого масла
- Свежая кинза

Направления

1. Разогрейте масло в сковороде на средне-высоком огне.
2. Добавьте цветную капусту и соль в сковороду и готовьте 2 минуты, периодически помешивая.
3. Добавьте воду к цветной капусте и готовьте, накрыв крышкой, около 5 минут, пока цветная капуста не станет нежной.
4. Добавьте нут и соус к цветной капусте и готовьте 2 минуты, часто помешивая.
5. Снимите цветную капусту с огня и размешайте в сливочном масле.
6. Переложите цветную капусту и нут на сервировочное блюдо и украсьте кинзой.
7. Это рецепт здорового ужина.

Питание:

Калории 268 ккал

Всего жиров 16 г

Углеводы 26 г

Протеин 8 г

35. Курица с овощами и соусом ромеско на сковороде

Время приготовления: 25 минут

Время приготовления: 25 минут

Порции: 4

Ингредиенты

- 2 картофеля сорта "Юкон голд", нарезанные кубиками
- 6 столовых ложек оливкового масла экстра-класса
- 1 чайная ложка молотого перца
- ½ чайной ложки соли
- 4 куриных бедра без костей и кожи
- 4 чашки соцветий брокколи
- 6 стейков из тунца ахи
- банка жареного красного перца
- ¼ чашки нарезанного миндаля
- 1 раздавленный зубчик чеснока
- 1 чайная ложка паприки
- ½ чайной ложки молотого тмина
- ¼ чайной ложки дробленого красного перца
- 2 чайные ложки свежей кинзы, измельченной

Направления

1. Разогрейте духовку до 450°F.
2. Положите картофель, 1 столовую ложку масла, ¼ столовой ложки перца и 1/8 столовой ложки соли в миску и перемешайте.

3. Перенесите картофель на одну сторону листа для выпечки с бортиками.

4. Добавьте курицу, 1 столовую ложку масла, ¼ чайной ложки перца и 1/8 столовой ложки соли в ту же миску и перемешайте.

5. Перенесите курицу на другую сторону листа для выпечки.

6. Обжаривайте курицу и картофель в течение 10 минут.

7. Тем временем добавьте брокколи, 2 столовые ложки масла, ¼ столовой ложки перца и 1/8 столовой ложки соли в отдельную миску и перемешайте.

8. Добавьте брокколи к картофелю со стороны листа для выпечки и перемешайте.

9. Обжаривайте брокколи в течение 15 минут.

10. Тем временем добавьте жареный перец, миндаль, чеснок, паприку, кумин, дробленый красный перец, 2 столовые ложки масла, 1/8 столовой ложки соли и ¼ столовой ложки перца в кухонный комбайн и обрабатывайте до получения гладкой консистенции.

11. Переложите курицу и овощи на сервировочное блюдо и посыпьте кинзой.

12. Подавайте с соусом из жареного перца.

Питание:

Калории 499 ккал

Общее количество жира 27 г

Углеводы 30 г

Протеин 33 г

36. Лосось терияки без глютена

Время приготовления: 15 минут

Время приготовления: 10 минут

Сервировка: 4

Ингредиенты

- 600 грамм стейков лосося
- Соус
- ¼ чашки кокосового амино
- 1 чайная ложка оливкового масла
- ½ чашки лимонного сока
- 1 столовая ложка меда
- 1 столовая ложка имбиря, молотый
- 1 чайная ложка чеснока, рубленого
- ½ чашки лука, измельченного
- ¼ чайной ложки черного перца
- 1 стебель лемонграсса, рубленый
- 1 чайная ложка семян кунжута

Направления

1. Разогрейте духовку до 350F и застелите лист для выпечки вощеной бумагой.

2. Тем временем взбейте ингредиенты для соуса в миске для смешивания до хорошего смешивания.

3. Выложите лосося в блюдо и полейте соусом. Натирайте лосося соусом, пока он не будет хорошо покрыт.

4. Охладите по крайней мере в течение 20 минут.

5. Переложите лосося на подготовленный лист для выпечки и запекайте в течение 12 минут или до готовности.

6. Подавайте лосося с соте из овощей или салатом на выбор.

Питание:

Калории 408 ккал

Общий жир 24 г

Углеводы 8 г

Протеин 39 г

37. Ананасовые бургеры без глютена

Время приготовления: 10 минут

Время приготовления: 15 минут

Сервировка: 4

Ингредиенты

- 1 кг постного мяса, измельченного
- ½ чашки безглютенового соуса терияки
- 250 грамм ломтиков ананаса, сохранить сок
- 4 листа салата
- 4 ломтика нежирного сыра

- 4 ломтика помидора
- 4 гречневые булочки для бургеров,

Направления

1. В миске для смешивания смешайте мясо, соус и приправьте солью и перцем.
2. Разделите мясную смесь на 4 котлеты.
3. Сбрызните каждую лепешку ананасовым соком, затем положите ломтики ананаса на каждую лепешку.
4. Обжаривайте котлеты на среднем огне в течение 7 минут или до готовности.
5. Выкладывайте бургеры слоями, начиная с нижней булочки, салата, ананаса, сыра, помидора, жареной котлеты и верхней булочки.

Питание:

Калории 714 ккал

Общий жир 23 г

Углеводы 39 г

Белок 83 г

38. Веганские грибы в бульоне

Время приготовления: 15 минут

Время приготовления: 10 минут

Сервировка: 4

Ингредиенты

- 1 столовая ложка оливкового масла экстра-класса
- 1 луковица, нарезанная

- 3 зубчика чеснока, нарезанные

- 1 стебель сельдерея, мелко нарезанный

- 1 фунт грибов, нарезанных ломтиками

- Щепотка мускатного ореха

- 1 чайная ложка соли

- ½ чайной ложки черного перца

- 4 чашки овощного бульона

- 1 чашка вареной курицы

- 2 столовые ложки эстрагона, свеженарезанного

Направления

1. Нагрейте оливковое масло в большой кастрюле на среднем огне.

2. Обжарьте лук, чеснок и сельдерей в течение 3 минут или пока лук не станет ароматным.

3. Добавьте грибы, мускатный орех, соль и перец. Готовьте еще 10 минут.

4. Добавьте бульон и доведите суп до кипения. Уменьшите огонь и варите в течение 5 минут.

5. Перемешайте курицу и эстрагон. Подавать.

Питание:

Калории 111 ккал

Общий жир 5 г

Углеводы 9 г

Протеин 9 г

39. Веганское и средиземноморское рагу из манго и фасоли

Время приготовления: 10 минут

Время приготовления: 10 минут

Сервировка: 4

Ингредиенты

- 2 столовые ложки кокосового масла
- 1 луковица, измельченная
- Фасоль
- 1 столовая ложка порошка чили
- 1 чайная ложка соли
- ¼ чайной ложки черного перца
- 1 чашка воды2 спелых манго, тонко нарезанных
- ¼ чашки кинзы, измельченной
- ¼ чашки лука-шалот, нарезанного ломтиками

Направления

1. Нагрейте кокосовое масло в кастрюле на среднем огне.
2. Обжарьте лук в масле в течение 5 минут, затем добавьте фасоль, порошок чили, соль и перец.
3. Добавьте воду и доведите смесь до кипения. Уменьшите огонь и кипятите в течение 5 минут.
4. Снимите кастрюлю с огня и перемешайте манго.
5. Подавайте, украсив луком-шалот и кинзой.

Питание:

Калории 431 ккал

Общий жир 9 г

Углеводы 72 г

Протеин 20 г

40. Треска и горох

Время приготовления: 10 минут

Время приготовления: 15 минут

Порции: 4

Ингредиенты:

- 250 грамм гороха, бланшированного
- 1 столовая ложка рубленой петрушки
- Щепотка оливкового масла
- 4 филе трески, без костей
- 1 чайная ложка сушеного орегано
- 50 грамм вегетарианского бульона
- 2 зубчика чеснока, измельчить
- 1 чайная ложка копченой паприки
- Щепотка морской соли и черного перца

Направления:

1. Положите петрушку, паприку, орегано, бульон и чеснок в кухонный комбайн и хорошенько перемешайте. Разогрейте сковороду с маслом на средне-высоком огне, добавьте треску, приправьте солью и перцем и готовьте по 4 минуты с каждой стороны. Добавьте горошек и петрушку,

перемешайте и готовьте еще 5 минут. Разложите все по тарелкам и подавайте.

2. Наслаждайтесь!

Питание:

калории 271

жиры 4

клетчатка 6

углеводы 14

белок 15

41. Жареные овощи со сладким картофелем и белой фасолью

Время приготовления: 15 минут

Время приготовления: 25 минут

Порции: 4

Ингредиенты:

- 2 небольших сладких картофеля, нарезать кубиками
- ½ красного лука, нарезанного кубиками в ¼ дюйма
- 1 средняя морковь, очищенная и тонко нарезанная
- 120 грамм зеленой фасоли, обрезанной
- ¼ чашки оливкового масла экстра-класса
- 1 чайная ложка соли
- ¼ чайной ложки свежемолотого черного перца
- 1 банка белой фасоли, осушенной и промытой

- 1 столовая ложка измельченной или натертой лимонной цедры
- 1 столовая ложка измельченного свежего укропа

Направления:

1. Разогрейте духовку до 400°F.
2. Соедините сладкий картофель, лук, морковь, стручковую фасоль, масло, соль и перец на большом листе для выпечки с бортиками и хорошо перемешайте. Разложите в один слой.
3. Обжаривайте овощи до мягкости, 20-25 минут.
4. Добавьте белую фасоль, лимонную цедру и укроп, хорошо перемешайте и подавайте к столу.

Питание:

Калории: 315

Общее количество жира: 13 г

Общее количество углеводов: 42g

Сахар: 5 г

клетчатка: 13 г

Белок: 10

гНатрий: 632 мг

42. Жареный тофу с зеленью

Время приготовления: 10 минут

Время приготовления: 20 минут

Порции: 4

Ингредиенты:

- 3 чашки шпината или капусты
- 1 столовая ложка кунжутного масла
- 1 столовая ложка имбиря, молотый
- 1 зубчик чеснока, рубленый
- 1 фунт твердого тофу, нарезанного 1-дюймовыми кубиками
- 1 столовая ложка безглютенового тамари или соевого соуса
- ¼ чайной ложки хлопьев красного перца (по желанию)
- 1 чайная ложка рисового уксуса
- 2 лука-шалот, тонко нарезанные

Направления:

1. Разогрейте духовку до 400°F.
2. Соедините шпинат, масло, имбирь и чеснок на большом листе для выпечки с бортиками.
3. Запекайте, пока шпинат не завянет, от 3 до 5 минут.
4. Добавьте тофу, тамари и хлопья красного перца (если используете) и перемешайте.
5. Запекайте, пока тофу не начнет подрумяниваться, 10 - 15 минут.

6. Сверху полейте уксусом и луком-шафраном и подавайте.

Питание:

Калории: 121

Общее количество жира: 8 г

Общее количество углеводов: 4g

Сахар: 1 г

клетчатка: 2 г

Белок: 10 г

Натрий: 258 мг

43. Тофу и летние овощи с итальянской приправой

Время приготовления: 10 минут

Время приготовления: 20 минут

Порции: 4

Ингредиенты:

- 2 больших цуккини, нарезать ¼-дюймовыми ломтиками
- 2 больших летних кабачка, нарезанных ломтиками толщиной ¼ дюйма
- 1 фунт твердого тофу, нарезанного 1-дюймовыми кубиками
- 1 чашка овощного бульона или воды
- 3 столовые ложки оливкового масла экстра-класса
- 2 зубчика чеснока, нарезанные
- 1 чайная ложка соли

- 1 чайная ложка смеси итальянских трав
- ¼ чайной ложки свежемолотого черного перца
- 1 столовая ложка тонко нарезанного свежего базилика

Направления:

1. Разогрейте духовку до 400°F.
2. Соедините цуккини, сквош, тофу, бульон, масло, чеснок, соль, смесь итальянских трав и перец на большом листе для выпечки с бортиками и хорошо перемешайте.
3. Обжаривать в течение 20 минут.
4. Посыпьте базиликом и подавайте к столу.

Питание:

Калории: 213

Общее количество жира: 16 г

Общее количество углеводов: 9g

Сахар: 4 г

клетчатка: 3 г

Белок: 13 г

Натрий: 806 мг

44. Брокколи, цветная капуста и тофу со специями и красным луком

Время приготовления: 10 минут

Время приготовления: 25 минут

Порции: 2

Ингредиенты:

- 2 чашки соцветий брокколи
- 2 чашки соцветий цветной капусты
- 1 средний красный лук, нарезанный кубиками
- 3 столовые ложки оливкового масла экстра-класса
- 1 чайная ложка соли
- ¼ чайной ложки свежемолотого черного перца
- 1 фунт твердого тофу, нарезанного 1-дюймовыми кубиками
- 1 зубчик чеснока, рубленый
- 1 (¼ дюйма) кусочек свежего имбиря, рубленый

Направления:

1. Разогрейте духовку до 400°F.
2. Соедините брокколи, цветную капусту, лук, масло, соль и перец на большом листе для выпечки с бортиками и хорошо перемешайте.
3. Обжаривайте овощи до размягчения, 10 - 15 минут.
4. Добавьте тофу, чеснок и имбирь. Обжаривайте в течение 10 минут.
5. Аккуратно перемешайте ингредиенты на листе для выпечки, чтобы соединить тофу с овощами, и подавайте на стол.

Питание:

Калории: 210

Общее количество жира: 15 г

Общее количество углеводов: 11g

Сахар: 4 г

клетчатка: 4 г

Белок: 12 г

Натрий: 626 мг

45. Запеканка из темпеха и корнеплодов

Время приготовления: 10 минут

Время приготовления: 30 минут

Порции: 4

Ингредиенты:

- 1 столовая ложка оливкового масла экстра-класса
- 1 большой сладкий картофель, нарезать кубиками
- 2 моркови, тонко нарезанные
- 1 луковица фенхеля, обрезанная и нарезанная кубиками в ¼ дюйма
- 2 чайные ложки рубленого свежего имбиря
- 1 зубчик чеснока, рубленый
- 350 грамм темпех, нарезанный кубиками размером ½ дюйма
- ½ чашки овощного бульона
- 1 столовая ложка безглютенового тамари или соевого соуса
- 2 лука-шалот, тонко нарезанные

Направления:

1. Разогрейте духовку до 400°F. Смажьте лист для выпечки маслом.

2. Разложите сладкий картофель, морковь, фенхель, имбирь и чеснок в один слой на листе для выпечки.

3. Запекайте, пока овощи не размягчатся, около 15 минут.

4. Добавьте темпех, бульон и тамари.

5. Запекайте снова, пока темпех не прогреется и слегка не подрумянится, 10 - 15 минут.

6. Добавьте лук-шалот, хорошо перемешайте и подавайте к столу.

Питание:

Калории: 276

Общее количество жира: 13 г

Общее количество углеводов: 26g

Сахар: 5 г

клетчатка: 4 г

Белок: 19 г

Натрий: 397 мг

Глава 9. Рецепты десертов

46. Жевательное печенье с шоколадной крошкой

Время приготовления: 15 минут

Время приготовления: 10 минут

Порции: 6

Ингредиенты:

- ¾ чашки миндального масла
- ½ чашки кокосового сахара
- ¼ чашки какао-порошка
- 2 ч. л. ванильного экстракта
- яйцо 1 шт.
- 1 ч. л. пищевой соды
- ¼ ч.л. соли
- ½ чашки шоколадных чипсов
- Щепотка морской соли (по желанию)

Направления:

1. Разогрейте духовку до 350°F. Тем временем застелите два противня пергаментной бумагой.

2. Смешайте миндальное масло, кокосовый сахар, ваниль и какао-порошок в миске среднего размера. Взбейте яйцо и желток в другой миске. Добавьте яичную смесь в миндально-масляную смесь. Хорошо перемешайте до полного объединения.

3. Добавьте соль, пищевую соду и шоколадные чипсы. Хорошо перемешайте до полного объединения.

Сформируйте из теста шарики и положите по шесть шариков на каждый противень.

4. Поставьте противни в духовку. Выпекайте в течение 10 минут. Оставьте печенье на 5 минут, так как оно продолжает готовиться в противне. При желании посыпьте морской солью.

Питание:

Калории: 226

Жир: 7,5 г

Белок: 11,3 г

Натрий: 154 мг

Общее количество углеводов: 31,2 г

Диетическая клетчатка: 3 г

Чистые углеводы: 28,2 г

47. Чипсы After's с яблочной корицей

Время приготовления: 20 минут

Время приготовления: 2 часа 30 минут

Порции: 3

Ингредиенты:

- 3 больших яблока, очищенных, промытых и осушенных
- ¾ ч.л. корицы, молотая

Направления:

1. Разогрейте духовку до 200°F. Выстелите два противня пергаментной бумагой.

2. С помощью очень острого ножа, а лучше мандолины, нарежьте яблоки по горизонтали на кружочки толщиной 1/8 дюйма. Разложите ломтики в один слой на противне. Посыпьте сверху корицей.

3. Поместите противни на верхнюю и нижнюю полки духовки и выпекайте в течение 1 часа. Поменяйте положение противней на верхней и нижней стойках. Выпекайте еще в течение часа или до тех пор, пока один чипс не станет хрустящим при хранении при комнатной температуре в течение 3 минут.

4. Выключите духовку и оставьте чипсы в духовке на час, чтобы они остыли и стали еще более хрустящими.

Питание:

Калории: 65

Жир: 2,1 г

Белок: 3,2 г

Натрий: 2 мг

Общее количество углеводов: 13,2 г

Диетическая клетчатка: 5 г

Чистые углеводы: 8,2 г

48.   Вишневый крем "Чоко Чиа

Время приготовления: 4 часа 5 минут

Время приготовления: 0 минут

Порции: 4

Ингредиенты:

- 1½ стакана миндального молока

- ¼ чашки семян чиа, измельченных в порошок

- 3 ст. ложки сырого какао, измельченного в порошок

- 2 ст. ложки чистого кленового сиропа или меда

- ½ чашки вишни, без косточек и нарезанной на кусочки + дополнительные для сервировки

Дополнительные начинки:

Дополнительно сырые какао-нибис, вишня и стружка из темного шоколада 70% или выше

Направления:

1. Перемешайте все ингредиенты, кроме вишни, в банке. Хорошо перемешайте до полного объединения. Охладите на ночь или на 4 часа.

2. Когда пудинг будет готов к подаче, разделите его поровну между четырьмя сервировочными тарелками. Сверху на каждую тарелку положите вишню. Украсьте дополнительными начинками.

Питание:

Калории: 502 | Жир: 16,7 г | Белок: 25,1 г | Натрий: 68 мг | Общее количество углеводов: 86,3 г | Диетическая клетчатка: 23,6 г | Чистые углеводы: 62,7 г

49. Торт "Кадо Чоко

Время приготовления: 10 минут

Время приготовления: 25 минут

Порции: 8

Ингредиенты:

- 1 шт. крупного авокадо
- 1 ч.л. ванильного экстракта
- ½ чашки кленового сиропа
- ½ чашки яблочного пюре, несладкого
- 3 шт. крупных яиц
- 1 ч. л. пищевой соды
- ½ чашки какао-порошка, несладкого и голландского производства
- ½ чашки кокосовой муки
- ¼ ч.л. морской соли

Направления:

1. Разогрейте духовку до 350°F. Смажьте противень кокосовым маслом.

2. Соедините авокадо, ваниль, сироп и яблочное пюре в кухонном комбайне. Смешайте до полного объединения.

3. Переложите смесь в большую миску для смешивания. Взбейте яйца. Добавьте пищевую соду, какао-порошок, кокосовую муку и морскую соль. Хорошо перемешайте до полного объединения.

4. Добавьте тесто в противень. Поставьте противень в духовку. Выпекайте в течение 25 минут.

5. Дайте торту остыть в течение 20 минут, после чего разрежьте его на 16 квадратов.

Питание: Калории: 253 | Жир: 8,4 г | Белок: 12,6 г | Натрий: 245 мг | Общее количество углеводов: 43,9 г | Пищевые волокна: 12,3 г | Чистые углеводы: 31,6 г

50. Вафли из финикового теста и грецкого ореха

Время приготовления: 15 минут

Время приготовления: 18 минут

Порции: 8

Ингредиенты:

- 1½ чашки овсяных хлопьев (разделить)
- 6 фиников Medjool, без косточек и нарезанных на четвертинки
- ½ чашки кокосового ореха, несладкого
- ½ ч.л. пищевой соды
- ¼ ч.л. морской соли
- ½ чашки грецких орехов
- 2 ст. ложки молотого льняного семени
- яйцо 1 шт.
- ¼ чашки кокосового масла

Для слоя даты:

- 18 штук фиников Меджул, без косточек
- 1 ч.л. лимонного сока
- ½ ч.л. морской соли

Направления:

1. Разогрейте духовку до 325ºF. (165ºC.) Выстелите противень пергаментной бумагой.

2. Измельчите чашку овсяных хлопьев в кухонном комбайне до консистенции муки.

3. Добавьте финики, кокосовую стружку, пищевую соду и морскую соль. Пробейте еще раз, пока финики полностью не разойдутся.

4. Добавьте оставшиеся овсяные хлопья и грецкие орехи и измельчите их до тех пор, пока орехи не разобьются, но останутся немного рассыпчатыми. Добавьте льняное семя, яйцо и масло. Пробейте смесь до полного смешивания.

5. Отложите ½ чашки финиковой смеси, чтобы позже использовать ее в качестве начинки. Оставшуюся смесь утрамбовать в ровный слой на сковороде.

6. Промойте кухонный комбайн и добавьте все ингредиенты для финикового слоя. Перемешивайте смесь до тех пор, пока финики полностью не распадутся и не приобретут светло-карамельный цвет.

7. Влажными руками прижмите смесь, разглаживая ее по финиковой смеси. Посыпьте сверху оставшейся финиковой смесью.

8. Поставьте противень в духовку. Выпекайте в течение 18 минут. Дайте вафлям полностью остыть, а затем нарежьте на 16 частей.

Питание:

Калории: 203

Жир: 6,7 г

Белок: 10,1 г

Натрий: 76 мг

Общее количество углеводов: 28,3 г

Диетическая клетчатка: 3 г

Чистые углеводы: 25,3 г

Заключение

Противовоспалительная диета - это возможность каждый день есть вкусные блюда дома. Рецепты, созданные в соответствии с основными принципами диеты, заботятся не только о вашем здоровье, но и о вашем желании вкусно поесть. Они также могут существенно помочь вам поддерживать здоровый вес.

Нелегко изменить свой распорядок дня и перейти на здоровое питание, но это возможно. Многие люди полагают, что диета даст кратковременное улучшение, которое приведет к долгосрочным результатам, но это не так. Для того чтобы придерживаться здорового питания, очень важно сохранять концентрацию, иметь хороший настрой и посещать группы поддержки, будь то онлайн или лично, или и то, и другое. Если вы расстроитесь, помните, что это лишь временная неудача, и что продолжать следовать намеченному курсу ради улучшения своего здоровья - это самое главное.

Вот некоторые моменты, которые следует иметь в виду, когда вы вносите значительные изменения в рацион питания и образ жизни:

Экспериментируйте с новыми продуктами и не бойтесь попробовать что-то необычное или неожиданное. Многие экзотические фрукты и овощи обладают уникальным вкусом и полезными свойствами, о которых мы даже не подозреваем. Манго, гуава, джекфрут и морские водоросли - вот лишь некоторые из популярных и вкусных вариантов, которые стоит попробовать. Даже обычные продукты из продуктового магазина, такие как авокадо, алоэ, чечевица и другие питательные и полезные продукты, можно просто включить в нашу повседневную жизнь.

Попробуйте новый рецепт хотя бы раз в неделю или раз в две недели, если у вас мало времени. Это не обязательно должно быть сложное блюдо, чтобы произвести впечатление на гостей; вместо этого это может быть простое блюдо из трех-четырех ингредиентов, которое вам нравится. Это расширит ваши кулинарные горизонты и побудит вас пробовать новые блюда.

Будьте активны и часто занимайтесь спортом. Одна из стратегий борьбы с воспалением - здоровое питание. Полезно регулярно двигаться и заниматься физическими упражнениями. Минимальные физические упражнения в течение 30 минут три раза в неделю, как показали исследования, оказывают положительное влияние на снижение веса и улучшение здоровья. Регулярная ходьба, езда на велосипеде и эксперименты с различными упражнениями на растяжку и силовыми тренировками помогут вам укрепить мышцы и тонус, а также улучшить здоровье.

Если у вас есть хроническое заболевание, вызывающее воспаление, узнайте как можно больше о симптомах, методах лечения и о том, что можно предпринять для смягчения последствий. Некоторые болезни трудно поддаются лечению, но, изменив питание, физические упражнения и повседневные привычки, можно значительно уменьшить многие неприятные побочные эффекты и боль.

Если вы курите или употребляете слишком много алкоголя, в ваших интересах бросить и то, и другое, или, как минимум, сократить количество выпивки, одновременно бросив курить. Поскольку от этих моделей поведения трудно отказаться, в Интернете можно найти ресурсы, которые помогут вам остановить тягу, а здоровое питание - это один из способов улучшить состояние вашего организма.

Если через некоторое время вы расстроитесь и заметите усиление симптомов, связанных с воспалением, обратитесь к врачу или специалисту, чтобы проконтролировать состояние своего здоровья и наличие сопутствующих заболеваний. Продолжайте питаться здоровой пищей, а если вы время от времени "срываетесь", просто возобновите питание. Все совершают ошибки, и изменить свои пищевые привычки может быть непросто. Жизненный опыт или ситуации иногда заставляют нас отказаться от своих диетических намерений, что может затруднить возвращение к этой диете или любому другому способу питания. Всегда смотрите вперед и учитывайте преимущества соблюдения диеты в прошлом, так как это может мотивировать вас начать все сначала.